LES INVISIBLES ET LES VOIX

UNE MANIÈRE NOUVELLE D'ENVISAGER

LES

HALLUCINATIONS PSYCHIQUES

ET L'INCOHÉRENCE MANIAQUE

PAR

LE DR P. MAX SIMON

MÉDECIN EN CHEF A L'ASILE PUBLIC D'ALIÉNÉS DE BRON

PARIS	LYON
J.-B. BAILLIÈRE ET FILS	HENRI GEORG
19, rue Hautefeuille	65, rue de la République

1880

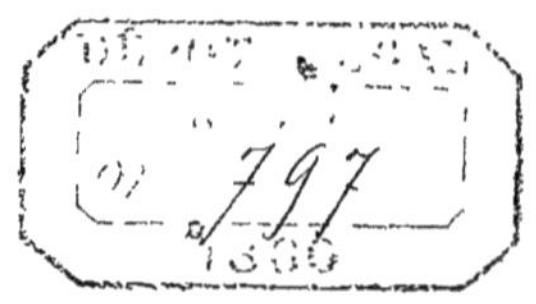

LES INVISIBLES ET LES VOIX

UNE MANIÈRE NOUVELLE D'ENVISAGER

LES

HALLUCINATIONS PSYCHIQUES

ET L'INCOHÉRENCE MANIAQUE

PAR

LE DR P. MAX SIMON

MÉDECIN EN CHEF A L'ASILE PUBLIC D'ALIÉNÉS DE BRON

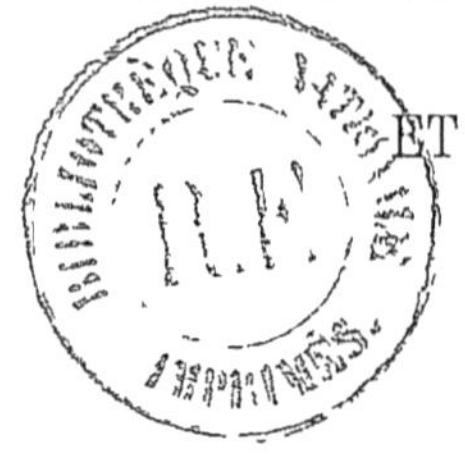

<table>
<tr><td>PARIS</td><td>LYON</td></tr>
<tr><td>J.-B. BAILLIÈRE ET FILS</td><td>HENRI GEORG</td></tr>
<tr><td>19, rue Hautefeuille</td><td>65, rue de la République</td></tr>
</table>

1880

LES INVISIBLES ET LES VOIX

LES HALLUCINATIONS PSYCHIQUES

ET L'INCOHÉRENCE MANIAQUE

Parmi les troubles des sens qui se rencontrent dans la folie, il n'en est assurément pas qui s'offrent plus fréquemment à l'observation que l'hallucination de l'ouïe, et la persistance singulière de ce phénomène sensoriel dans certaines formes délirantes en rend l'étude particulièrement facile, les hallucinés eux-mêmes, certains d'entre eux tout au moins, venant, si je puis dire, au-devant de l'observateur. On comprend qu'en faisant cette remarque, j'ai particulièrement en vue les aliénés persécutés qu'on entend si souvent se plaindre des *voix* qui les injurient, des *invisibles* qui les poursuivent.

Nous ne nous bornerons pourtant pas dans cette étude à l'examen de ces sortes de malades; mais on devine qu'ils nous offriront des traits nombreux dans le tableau que nous nous proposons d'esquisser ici. Quoi qu'il en soit, et sans nous attarder davantage au préambule d'une plus longue introduction, nous allons aborder l'exposition des faits, interprétant ces faits quand il sera nécessaire, cherchant enfin à découvrir, par une rigoureuse analyse, la nature intime des phénomènes dont nous entreprenons l'étude.

De l'observation des aliénés atteints d'hallucinations de l'ouïe, il ressort d'une façon évidente que cette hallucination est très-variable, variable quant à la nature de la sensation maladive, variable quant à son intensité.

Pour ce qui est de la nature de la sensation perçue, tantôt ce sont de simples bruits, tantôt des voix plus ou moins distinctes, plus ou moins nombreuses. Parfois ces voix sont fortes, parfaitement nettes et semblent venir d'un endroit rapproché (généralement des murs, des plafonds, des planchers, des plaques de cheminée, etc...) ; parfois, au contraire, ces voix affaiblies paraissent sortir de lieux plus éloignés, par exemple des caves de l'établissement où se trouve l'aliéné : un malade de Bron entend ses ennemis parler dans les greniers, dans les plafonds ; une aliénée de Dijon se plaignait continuellement de brigands qu'elle appelait de je ne sais plus quel nom et qui, placés dans les caves des Chartreux, l'injuriaient incessamment. Une dame enfin, à laquelle j'ai longtemps donné des soins, entendait des agents qui l'avertissaient du passage des trains du chemin de fer ; la voix de ces agents lui paraissait venir de souterrains dans lesquels elle croyait qu'ils circulaient, précédant et surveillant les trains.

Mais on serait sujet à se tromper sur l'intensité des sons que l'aliéné croit percevoir si l'on n'examinait les faits que superficiellement. Souvent, en effet, des malades vous disent que des personnes leur parlent qui habitent à plusieurs kilomètres de l'endroit où ils sont internés, qu'ils savent et reconnaissent se trouver véritablement à cette distance. On pourrait penser alors que ces malades perçoivent une voix extrêmement affaiblie en rapport avec la distance où ils supposent que se trouvent leurs interlocuteurs ; cela arrive parfois, mais ce n'est pas le cas le plus ordinaire, et si l'on interroge avec soin ces hallucinés, on reconnaît facilement que la voix se fait ordinairement entendre à la distance que j'ai notée tout à l'heure ; mais ici, comme dans nombre de circonstances, l'aliéné fait un raisonnement faux qu'on le voit parfois étayer de suppositions plus ou moins ingénieuses : entendant parler des personnes à lui connues, qu'il sait parfaitement être à une distance considérable et hors la portée ordinaire de la voix, il n'hésite pas à dire que ces personnes se servent de moyens magiques, qu'elles ont un porte-voix qui leur permet de diriger les sons à des distances considérables. Voilà ce que l'observation attentive des aliénés nous apprend.

Les paroles prononcées par les voix dans les hallucinations sont de nature variable. Pour les persécutés, par exemple, ce sont généralement des discours pénibles : ils entendent dire qu'on les coupera, qu'on les brûlera, qu'on les disséquera, etc.... Les femmes sont souvent poursuivies par des propos obscènes, parfois par des propositions déshonnêtes. Souvent encore les malades s'imaginent qu'ils ont entendu les plaintes, les gémissements de personnes qui leur sont chères, d'un mari, d'une femme, d'une fille. Une dame atteinte de délire de persécution était persuadée que son mari, mort depuis longtemps, était dans l'établissement où elle se trouvait elle-même ; souvent elle l'entendait ; elle percevait aussi très-nettement la voix de ses filles qu'elle s'imaginait être journellement soumises aux plus odieux traitements.

Les hallucinés affectés d'idées mystiques entendront des voix d'anges, la parole divine, etc. ; les stupides lypémaniaques, plongés dans la stupeur, se tiennent parfois immobiles, refusant de manger, pour obéir aux voix qui les menacent d'un châtiment terrible dans le cas où ils viendraient à marcher ou à manger. Je m'arrête ici ; on voit suffisamment, par ce que je viens de dire, que pour les hallucinations de l'ouïe, comme il arrive pour celles de la vue, du reste, la nature des hallucinations est en une étroite liaison avec le genre de délire dont est atteint l'halluciné.

Je dois signaler également le rapport assez fréquent de l'hallucination auditive avec la cause qui a amené la maladie mentale. J'ai vu, en effet, plusieurs jeunes hommes que l'invasion prussienne avait rendus aliénés et dont les hallucinations auditives consistaient en des coups de fusil qu'ils entendaient à chaque instant, et M. Baillarger, dans son mémoire si remarquable sur les hallucinations, a rapporté le fait d'une femme qui, devenue aliénée après avoir vu son mari frappé d'une balle dans une émeute, entendait des détonations d'armes à feu, le bruit du verre brisé par les balles. Je n'insisterai pas sur ces faits qu'il suffisait de mentionner.

Il n'est pas rare de rencontrer des faits dans lesquels on constate qu'en même temps qu'une hallucination de l'ouïe est perçue se produit une hallucination visuelle. L'halluciné voit et entend tout à la fois ; les deux sens se réunissent pour le tromper. Ce cas est cependant moins fréquent qu'on ne serait tenté de le croire. Il est plus ordinaire, surtout dans certains délires, que l'hallucination auditive soit isolée. Le malade entend une voix, cependant il ne voit rien, ce dont il s'étonne, s'effraie ou s'irrite. C'est en raison de cette circonstance de la production isolée de l'hallucination auditive que le malade désigne souvent les êtres auxquels il attribue les paroles, les injures qu'il entend, sous le nom d'*invisibles*. L'aliéné ne doute guère de la réalité de l'existence des personnages dont il entend la voix; mais il s'imagine qu'en vertu d'une puissance toute particulière, ils se dissimulent, se dérobent à la vue pour le tourmenter. C'est, en général, à quelque pouvoir magique que l'halluciné attribue la possibilité qu'ont ses ennemis de se faire entendre sans être aperçus, et il est curieux de noter les expressions dont il se sert pour rendre sa pensée. On l'entend dire qu'il est poursuivi par le système de porte-voix, de la boule, de la balance, de la timbale, par le magnétisme, par l'électricité, etc. Ses ennemis appartiennent eux-mêmes le plus souvent à des sociétés auxquelles l'aliéné attribue une puissance occulte et presque illimitée; ils sont jésuites, francs-maçons; ils font partie de la police, d'une bande, etc... J'ajouterai que c'est surtout les aliénés chroniques à idées de persécution, dont le délire est complètement et depuis longtemps systématisé, qui se servent de ces expressions.

Mais si l'existence simultanée des hallucinations auditive et visuelle n'est pas très-commune, il est assez ordinaire de rencontrer des aliénés qui en même temps qu'ils entendent des voix éprouvent des hallucinations de la sensibilité générale. Ces malades se plaignent tout à la fois des menaces et des injures que leurs ennemis leur font entendre et des douleurs atroces qu'ils leur font ressentir, en les coupant, en les brûlant, en les électrisant, etc.

J'ai dit plus haut que les voix entendues par les aliénés étaient plus ou moins nombreuses. Tantôt, en effet, le malade parle avec une seule voix qui lui répond; il en résulte une véritable conversation roulant sur des sujets en rapport avec le délire des malades. Tantôt, au contraire, comme il est fréquent de le constater dans l'état maniaque, dans l'alcoolisme, les voix sont nombreuses, les discours non suivis : ce sont souvent des injures adressées aux malades par des personnages imaginaires contre lesquels ils s'irritent et qu'ils apostrophent avec une extrême vivacité. A propos de ces voix multiples, Esquirol a rapporté un fait extrêmement intéressant et qui montre bien la nature essentiellement personnelle, si je puis me servir de cette expression, du phénomène. Le sujet de l'observation de l'illustre médecin de Charenton était un préfet d'une ville d'Allemagne, qui devint aliéné en 1812 à la suite d'une insurrection ayant éclaté après le départ de l'armée française. Ce malade, qui connaissait plusieurs langues, entendait des voix s'adressant à lui dans ces diverses langues ; mais ce qui fait l'intérêt de cette observation et ce qui montre bien que le phénomène hallucinatoire résulte d'une sorte de régression d'images antérieuremeut acquises, c'est que la voix qui parlait en russe s'exprimait moins nettement que les autres, et que c'était, en effet, le russe que, parmi les langues qu'il savait, le malade connaissait le plus imparfaitement.

L'hallucination auditive se produit-elle d'emblée? c'est ce qui arrive le plus ordinairement, mais il n'en n'est pas toujours ainsi.

De même que l'hallucination visuelle débute parfois, ainsi que je l'ai montré ailleurs (1) par des troubles plus élémen-

(1) *De l'hallucination visuelle, preuve physiologique de la nature de cette hallucination.*

taires, une perception fausse des couleurs, par exemple, de même il arrive que certains malades, qui auront plus tard des hallucinations de l'ouïe beaucoup plus compliquées, perçoivent tout d'abord de simples bruits. C'est pendant quelque temps le seul trouble sensoriel que l'on rencontre chez eux. Puis, des voix se font entendre, uniquement au commencement du sommeil et au réveil ; enfin, l'hallucination s'établit pendant le jour.

Enfin nous noterons, en finissant, que l'hallucination auditive disparaît moins souvent d'emblée que l'hallucination visuelle. Cette disparition se fait le plus ordinairement progressivement ; les voix deviennent moins fréquentes, moins distinctes, vont en s'affaiblissant, puis cessent de se faire entendre. C'est au moins là, semble-t-il, le cas le plus ordinaire.

Tels sont les caractères principaux que présente habituellement l'hallucination auditive cérébro-sensorielle. Nous allons présentement nous occuper d'un phénomène connu aussi sous le nom d'hallucination, mais qui pourtant, à notre avis, est essentiellement différent du précédent.

Dans les faits que nous avons mentionnés jusqu'à présent nous avons pu constater qu'un son plus ou moins net, plus ou moins distinct était perçu par l'halluciné. Toujours l'halluciné *entendait ;* nous allons actuellement avoir affaire à des malades ayant conscience d'une voix qui leur parle, mais ne percevant néanmoins aucun son. Certains d'entre les aliénés qui éprouvent ce genre d'impression prétendent que ces voix partent de leur estomac, de leur tête, etc. ; dans tous les cas, je le répète, aucun son n'est perçu. Un de nos plus éminents aliénistes, M. Baillarger, dans son ouvrage sur

les hallucinations, a nettement vu qu'il y avait ici quelque
chose d'essentiellement différent de l'hallucination auditive
sensorielle ; il en a fait ce qu'il a appelé l'*hallucination
psychique*. Cette dénomination a été généralement adoptée
et on la trouve dans tous les traités classiques du jour. Il y
a peu de temps, cependant, un physiologiste d'une grande
finesse d'esprit, M. Édouard Fournié, a repris la question et
a avancé que le phénomène appelé par M. Baillarger *hallucination psychique* n'était autre chose qu'une hallucination de la *fonction langage* (1). Il y a dans cette manière
de voir un progrès réel, et M. Fournié me paraît très-près de
la vérité quand il invoque à propos du phénomène dont nous
nous occupons en ce moment la *fonction langage*. Ce n'est pas
que M. Baillarger, avec sa rare sagacité d'esprit, n'ait aperçu
que cette fonction langage devait être pour quelque chose
dans l'hallucination psychique, puisqu'il parle quelque part
dans son livre d'une sorte de ventriloquie qu'on remarque
chez certains malades affectés de ce genre d'hallucinations.
Quoi qu'il en soit, je ne saurais être de l'avis des deux éminents écrivains, bien qu'il me semble que tous deux aient
approché de la vérité à la toucher. A mon sens il n'y a dans
ces phénomènes ni hallucination psychique, ni hallucination
de la fonction langage. Admettre ces hallucinations, ce serait
oublier la nature, la définition même de l'hallucination, en
perdre de vue la plus simple notion. Qu'est-ce, en effet, qu'une
hallucination ? une sensation qui parcourt le nerf sensorial
en sens inverse des impressions normales. Est-ce que cela
peut être le cas du phénomène dont il est ici question ? pas
le moins du monde, et, pour s'en convaincre, la moindre ré-

(1) Édouard Fournié, *Physiologie du système nerveux cérébro-spinal.*

flexion suffit. De quoi s'agit-il donc ? d'une impulsion, de l'impulsion de cette fonction que M. Fournié a, selon nous, si bien dénommée la *fonction langage*.

Ici quelques explications sont nécessaires.

La substance grise des circonvolutions est vraisemblablement le lieu des images du monde extérieur perçues par les sens. Mais quand on examine les opérations de l'esprit, on voit que l'homme ne se contente pas de ces images, mais qu'à chaque image correspond un signe qui la représente exactement. Ce n'est pas tout, et les aspects divers de ces images, les rapports de ces images entre elles et de leurs aspects différents sont également représentés par des signes. Ce sont ces signes qui sont l'instrument de la pensée, et le lieu de ces images-signes est également la substance corticale (1). Mais une observation plus attentive, une analyse plus intime des phénomènes nous fait bientôt voir qu'à ces signes, véritables images conventionnelles, correspondent exactement des mouvements multiples, variés, mais précis comme eux, mouvements exécutés par une série de muscles. Ces muscles, en se mouvant, frappent l'air d'une certaine façon, et une série d'ondulations en un exact rapport avec les mouvements des muscles, avec les signes auxquels correspondent ces mouvements, va imprimer à la mem-

(1) Pour ce qui est de la région précise de la surface corticale où sont localisées les images-signes et celle dont nous parlons plus haut, c'est une question que je n'aborderai pas. J'ai, du reste, tout lieu de supposer que le lecteur est au courant des opinions qui règnent aujourd'hui sur ce point dans la science, et il me suffira de faire observer que rien de ce que j'avance ici ne contredit les idées le plus généralement acceptées sur les localisations cérébrales.

brane du tympan une succession d'ébranlements d'une na-
nature déterminée et qui, en se propageant au nerf acousti-
que, va finalement aboutir au centre perceptif; de telle sorte
que, entre le signe cérébral et le mouvement des muscles,
entre ce mouvement et les ondulations de l'air, entre ces
ondulations et le mouvement du tympan, des fibres de Corti
et du nerf auditif, il y a une chaîne non interrompue. Ces
mouvements s'engendrent les uns les autres et sont les uns
avec les autres dans un exact rapport. C'est cette chaîne,
c'est ce cycle de mouvements qui constitue le langage hu-
main.

Mais dans ce cycle nous avons seulement ici deux choses
à considérer : les signes qui constituent, si je puis ainsi
dire, la matière de la pensée et la série des mouvements
musculaires qui sont liés à ces signes. C'est là véritablement, en effet, le langage envisagé au point de vue de celui
qui l'émet. L'autre partie du cycle, aussi importante, du
reste, intéresse surtout le récepteur, si je puis dire ; nous
n'avons donc pas à nous en occuper au point de vue où
nous nous plaçons ici, celui de la fonction langage. Cela
dit, poursuivons notre analyse.

Les personnes qui ont quelque peu l'habitude de l'observer n'ont pas manqué de remarquer combien intimement
sont liées la pensée et l'expression. Fréquemment, en effet,
quand nous lisons, bien qu'aucun son ne sorte de notre
bouche, nous formulons comme intérieurement les mots,
et cela d'une façon involontaire, souvent même incons-
ciente. Je ferai remarquer encore qu'il n'est pas absolument
rare d'être poursuivi par certains mots, par certains airs
musicaux. La persistance de ces mots, de ces airs qui par-

fois restent dans notre esprit, mais que souvent nous prononçons ou que nous chantons sans nous en apercevoir et quelquefois comme malgré nous, arrive en quelques circonstances à un point qui tient de l'obsession.

Les deux ordres de faits que nous venons d'indiquer sont physiologiques. Le premier nous montre l'étroite union de la pensée et de l'expression du signe perçu par l'entendement et de l'action musculaire qui le transmet au dehors. Le second nous fait voir combien certains effets pathologiques sont près de l'acte purement physiologique. Ces airs qui nous poursuivent, ces mots qui nous passent dans l'esprit, nous parvenons à l'état physiologique à les chasser. Exagérons cependant cette action, cette persistance des mots à revenir à l'esprit, et à se compléter, si je puis ainsi dire, par ces mouvements musculaires qui sont si près de la pensée non formulée ; exagérons ces choses et nous aurons alors ce fait pathologique que nous étudions en ce moment sous le nom d'*impulsion de la fonction langage*.

Étudions donc cette impulsion, et, dans cette étude, ne sortons pas de la rigoureuse observation des faits.

On rencontre assez fréquemment des malades qui se plaignent qu'il leur vient, qu'il leur passe des mots dans la tête, et quand on leur dit, assez banalement, du reste, de chasser ces mots, ils vous répondent qu'ils ne le peuvent pas et que ces mots leur viennent malgré eux. Je pourrais citer de nombreuses observations justifiant ce que j'avance ici ; je pense que cela est inutile et qu'une simple énonciation du fait suffit. Quoi qu'il en soit, je ferai remarquer que ce qui différencie ici le phénomène pathologique du même phénomène de la vie physiologique, c'est que, dans ce dernier cas, un effort puissant de la volonté peut rompre l'impulsion, tandis que lorsqu'il s'agit d'un fait pathologique, cette modification par l'intervention de la volonté est absolument impossible. Si quelque chose parvenait à faire diversion à l'impulsion maladive, ce serait quelque spectacle inattendu pendant lequel la production des mots, des airs, des voix silencieuses cesserait pour reparaître ensuite, et c'est ce qu'on observe, en effet. Tel est le cas le plus simple de l'impulsion de la fonction langage. Poursuivons.

Je viens de noter tout à l'heure que les malades, pour rendre compte de ce qu'ils éprouvent, disent souvent qu'il leur passe des mots dans la tête. Mais ils emploient parfois d'autres expressions qui toutes, du reste, montrent bien qu'il ne s'agit pas dans le phénomène dont ils parlent de sensations auditives. C'est ce que M. Baillarger a très-bien fait ressortir dans son remarquable ouvrage ; c'est là, aussi, ce qui l'a conduit à établir une classe particulière d'hallucinations qu'il a nommées hallucinations psychiques et que nous étudions en ce moment comme une des manifestations de l'impulsion de la fonction langage. Voici, du reste, les diverses expressions dont les malades se servent pour exprimer ce qu'ils éprouvent : *Il leur semble*, disent-ils, qu'ils entendent parler ; ils prétendent qu'ils conversent d'âme à âme ; qu'ils comprennent le langage de la pensée ; qu'ils entendent la pensée sans bruit. On leur communique une pensée ; on suscite en eux des idées. Certains affirment qu'ils ont un sixième sens : le sens de la pensée. On les entend dire encore qu'on leur parle par intuition, par le magnétisme ; c'est, suivant quelques autres, le langage des esprits, un langage sans paroles, une voix intérieure, une inspiration, etc.

Voyons, maintenant, à quoi les malades attribuent ce langage sans paroles, ces voix sans bruit.

Dans les cas les plus simples où les aliénés ont l'involontaire perception de paroles, de mots silencieux, il ne paraît pas qu'ils attribuent ces mots à quelques personnages, ou, du moins, ils ne le disent pas; car le fait est difficile à élucider. Mais il est des cas où ces paroles, ces mots sont prêtés à des êtres de personnalité diverse, agissant tantôt par eux-mêmes, tantôt par des agents physiques ou plus ou moins naturels : ce sera, par exemple, le diable qui parlera dans la tête d'un possédé; un persécuté se plaindra qu'on lui fait passer des mots par la physique, par l'électricité, le magnétisme, la magie, etc... Alors se produit chez le malade une sorte de dédoublement de la personnalité dont je pourrais citer plusieurs exemples; je me contenterai d'un seul. Un malade très-intelligent, que j'ai soigné dans un pensionnat d'asile public, était en proie à un délire de persécution des mieux caractérisés. Il s'imaginait que ses ennemis avaient formé un complot contre lui, qu'ils voulaient le déshonorer lui et sa famille, qu'on le tourmentait à l'aide de l'électricité, etc. Ce malade avait de nombreuses hallucinations de l'ouïe : il entendait continuellement s'ouvrir et se fermer des clapets bouchant les ouvertures de conduits invisibles par lesquels on entendait tout ce qu'il disait; mais, outre ces hallucinations de l'ouïe, M. X... éprouvait aussi l'impulsion de la fonction langage dans celle de ses formes à laquelle M. Baillarger a donné le nom d'hallucination psychique. Comme déjà, à l'époque où je donnais des soins à ce malade, j'étudiais la question que je traite en ce moment, j'ai plusieurs fois interrogé M. X..., que j'ai dit très-intelligent, sur ce qu'il éprouvait, et voici, entre autres, une de ses réponses:

Voyez, me disait-il, quelle chose singulière et qui, assurément, ne peut être produite qu'à l'aide des moyens que four-
nissent les sciences physiques aujourd'hui si avancées;
voyez, je n'ai qu'à dire un vers, celui-ci, par exemple :

Rien n'est beau que le vrai, le vrai seul est aimable,

immédiatement quelque chose prononce en moi : *Boileau;*
un autre vers :

On ne peut contenter tout le monde et son père,

quelque chose dit en moi : *La Fontaine;* et ce ne sont pas
des sons, mais des mots qui me passent dans la tête.

Jusqu'à présent, dans les faits que nous venons d'examiner, la fonction langage n'est pas intéressée dans toute son
étendue; les muscles n'agissent pas. Nous allons voir un
commencement de cette action dans la très-intéressante observation qui suit et que j'emprunte à M. Baillarger.

Certains aliénés, dit ce savant auteur, en même temps
qu'ils entendent parler à l'épigastre, prononcent eux-mêmes
des mots la bouche fermée, et comme le font les ventriloques.
Les sons, le plus souvent, sont si faibles que le malade seul
les perçoit. C'est ce qui a lieu chez une femme actuellement
dans mon service, à l'hospice de la Salpêtrière. Cette femme,
âgée de quarante-cinq ans environ, a été horriblement défi-
gurée à la suite d'une gangrène qui lui a fait perdre toute
la lèvre supérieure. Elle a vainement cherché dans les se-
cours de la chirurgie les moyens de remédier à sa difformité.
Le chagrin qu'elle a éprouvé de cet accident paraît avoir
beaucoup contribué au dérangement de son esprit. Elle a
d'ailleurs une telle crainte qu'on ne s'aperçoive de l'absence
de sa lèvre qu'elle tient constamment un mouchoir sur sa

bouche, et elle apporte à cela une telle attention que les personnes qui l'entourent depuis plus d'un an ignoreraient complètement son malheur si elles ne l'avaient connu à l'avance. Le délire est principalement caractérisé par des hallucinations de l'ouïe ; la malade croit avoir autour d'elle, derrière son cou, dans sa gorge, dans sa poitrine, des personnes qui ne cessent de lui parler. Souvent, si on se tient près de son lit et qu'on ne fixe plus son attention, on entend bientôt un bruit très-faible qui se fait dans sa gorge et dans sa poitrine ; si on s'approche un peu d'elle et si on écoute, on distingue des mots, des phrases même ; or, ces mots, ces phrases, l'hallucinée prétend que ce sont ses interlocuteurs invisibles qui les prononcent, et c'est en réalité ce qu'elle entend. Pendant qu'elle parle ainsi intérieurement, la bouche est fermée, de sorte qu'il y a bien réellement ici un commencement de ventriloquie ; on peut, du reste, mieux s'assurer de ce phénomène en priant cette femme d'adresser une question à ses interlocuteurs invisibles. On entend alors la réponse qui se fait dans sa gorge sans qu'elle ait conscience que c'est elle qui la fait (1).

Si nous continuons cette étude, nous allons avoir affaire maintenant, non plus à ce qu'on a coutume d'appeler hallucination, mais à des actes pathologiques qu'on a l'habitude de ranger sous des rubriques toutes différentes, bien que, selon nous, il s'agisse ici et là de manisfestations essentiellement similaires. Expliquons notre pensée.

Voici un aliéné qui se croit possédé, qui injurie, qui blasphème, etc... Qu'est-ce là ? Interrogez ce malade, et vous

(1) Baillarger, *Des Hallucinations.*

verrez que lui aussi vous dira que les mots lui montent à la tête; mais ici nous avons un fait nouveau : ces mots qui viennent irrésistiblement à l'esprit de l'aliéné, il les *prononce* et ces paroles portent la teinte de sa préoccupation délirante. Une demoiselle atteinte de folie hystérique, que j'ai eue long-temps sous les yeux, tout à coup, sans que rien pût faire pré-voir ce qui allait se produire, prononçait deux ou trois pa-roles malséantes, sinon grossières, et cela malgré elle, quoi qu'elle en eût et bien qu'elle convînt parfaitement que ces paroles étaient complètement déplacées. Qu'est-ce qu'une telle manifestation maladive, sinon un fait d'impulsion de la fonction langage ? Une autre jeune fille, atteinte de ma-nie hystérique rémittente, présentait dans son délire une conception prédominante : elle s'imaginait qu'elle devait rétablir la monarchie en France. Après un certain temps de calme, on la voyait quitter le salon où elle s'occupait à di-vers travaux d'aiguille et prédire le retour du comte de Chambord. Elle se servait, pour cela, d'une phrase, toujours la même, et qu'elle répétait cent fois de suite. Quand la malade était redevenue calme et qu'on l'interrogeait, elle répondait que les mots lui venaient à la bouche malgré elle et qu'il lui était impossible de s'arrêter, quelque effort qu'elle y pût faire. Pourrait-on voir dans ce fait autre chose qu'une manifestation de l'impulsion de la fonction langage ? Qu'é-tait-ce encore que toutes ces foules de prophétisants que mentionne l'histoire de la folie, sinon des malades atteints de l'impulsion maladive dont nous nous occupons en ce moment ?

Dans les faits que nous venons d'examiner, l'impulsion de la fonction langage s'exerce dans toute son intégrité, mais non dans toute son intensité. Qu'on veuille bien faire un pas

en avant, exagérer l'exercice de la fonction, la porter à une
limite extrême, sinon la plus extrême, nous aurons la loqua-
cité intarissable et incohérente de la manie. Qui a vu des
maniaques sait que la parole ne tarit pas sur leurs lèvres,
que les mots, les chants, les cris, se succèdent sans fin, se
croisent, j'oserais presque dire se heurtent, se confondent, et
cela jusqu'à ce que le malade soit arrivé, par le fait de ses
chants et de ses cris, à la fatigue la plus grande, jusqu'à l'é-
puisement. Qu'est-ce là, sinon l'exagération de l'impulsion
de la fonction langage ? Et si l'on ne croyait pas que ce fût
ici d'une véritable impulsion qu'il s'agît, je dirais au lecteur
que dix fois j'ai interrogé des maniaques aigus dans les quelques moments de répit que, de temps à autre, leur laisse la
maladie, et que j'ai pu ainsi me convaincre de la nature im-
pulsive irrésistible de ces cris, de ces chants. Ces réponses, je
pourrais les reproduire en grand nombre ; j'en citerai une
seule. Un jour que je traversais le jardin d'un pensionnat
d'aliénés, je fus abordé par une malade, jeune femme, en
plein accès de manie. La pauvre aliénée paraissait brisée par
la fatigue, énervée ; elle était tout en sueur ; elle venait de
passer toute la matinée à chanter, à crier, à vociférer. Hélas !
me dit-elle, je suis brisée. j'ai crié toute la matinée ; je n'en
puis plus ! — Pourquoi donc criez-vous ainsi ? cela vous fait
mal. — Hélas, c'est plus fort que moi ; *ça me vient, il faut
que je crie.* Je vais vite manger parce qu'il faudra que je
recommence. — Voilà les faits : qui douterait ? Si pourtant
le lecteur était disposé à faire quelques réserves, j'imagine
qu'il abandonnera vite quelque chose de sa circonspection,
s'il veut bien se retracer la vivacité, l'abondance, l'exubé-
rance des gestes du maniaque : or, qu'est-ce que le geste,
sinon un langage plus grossier, une manifestation expres-

sive plus énergique; s'il veut bien se rappeler encore que c'est dans les affections où l'on voit prédominer les impulsions comme dans l'hystérie, l'épilepsie, qu'on voit aussi s'accuser dans les délires l'incohérence maniaque, c'est-à-dire cette forme où le langage est essentiellement exubérant, exubérant au point que les mots se succèdent sans enchaînement et sans suite. De telle sorte que nous sommes amenés ici tout naturellement à considérer l'incohérence maniaque comme le résultat de la manifestation extrême de l'impulsion de la fonction langage; car l'incohérence n'est pas un trouble véritablement élémentaire de la folie; elle est un résultat, un effet, aussi bien dans la manie, où elle se produit par suite de la succession rapide des mots, des paroles, que dans la démence où elle résulte d'un tout autre mécanisme et tient à la faiblesse des facultés. En effet, comme je l'écrivais ailleurs : « Dans la démence, les facultés sont trop faibles pour que l'aliéné puisse enchaîner ses discours, agencer ses phrases d'une façon même imparfaite. Au moindre obstacle, le dément déraille, si l'on veut bien me passer cette expression; un mot, une simple assonance suffisent pour le jeter d'une série d'idées dans une autre tout opposée. Tandis que chez le maniaque l'incohérence tient à l'abondance des idées et des images qui se présentent à son esprit, chez le dément, c'est la faiblesse de l'esprit qui fait que l'idée s'éteint faute de la vigueur nécessaire pour parcourir toutes ses phases et est remplacée par une autre que la première a accidentellement suscitée et qui, elle non plus, n'accomplira pas son entière évolution. Si nous voulions rendre, en quelque sorte matériellement, ce qui se passe chez le dément, nous pourrions dire qu'il semble que chez lui le moindre ébranlement suffise pour communiquer un mouvement qui se propage dans les directions les plus diverses, mais qui, extrêmement faible, est modifié au moindre obstacle (1). »

Tel est l'ensemble des faits que nous nous proposions d'examiner ici. Si le lecteur a bien voulu nous suivre, il a pu se convaincre que le phénomène hallucinatoire auditif, tel qu'il est généralement compris, comporte, en somme, deux ordres de faits essentiellement différents : d'un côté nous constatons une véritable régression de sensations auditives antérieurement acquises : c'est l'hallucination dans le vrai sens du mot ; de l'autre, nous nous trouvons en face d'une véritable impulsion irrésistible, et c'est une partie des faits qui sont la conséquence de cette impulsion que l'on comprend habituellement sous le nom d'hallucinations psychiques. Enfin, j'espère être parvenu à porter dans l'esprit du lecteur attentif cette conviction que l'incohérence maniaque est la plus haute expression de l'impulsion maladive que nous venons d'étudier.

Mais de ce que nous venons de dire touchant la différence qu'il convient d'établir entre l'hallucination auditive proprement dite et l'hallucination psychique, devons-nous conclure que, entre ces deux phénomènes, il n'y a aucune espèce de lien ? Assurément non. Il suffit, en effet, de s'observer un peu soi-même pour se convaincre combien la sensation auditive est voisine, absolument proche, si je puis dire, de la production de la parole, et même, si j'osais risquer cette expression, de la parole non articulée. Cette raison de la connexité de ces phénomènes, je pourrais la rechercher ici ;

(1) *L'Imagination dans la folie.*

je ne le ferai pas, cette recherche devant nécessairement nous entraîner à des considérations que nous interdisent les limites que nous nous sommes tracées dans la présente étude.

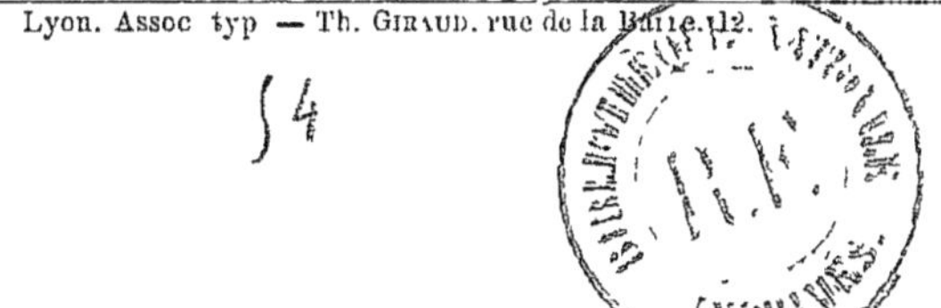